GUIDE HOMŒOPATHIQUE

POUR TRAITER

LES

MALADIES DES DENTS

Par Jules GAUTIER

LE MANS
IMPRIMERIE EDMOND MONNOYER
PLACE DES JACOBINS

1879

GUIDE HOMŒOPATHIQUE

POUR TRAITER

LES

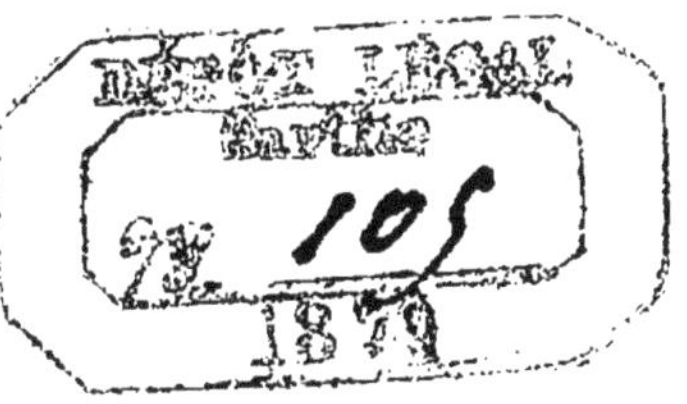

MALADIES DES DENTS

Par Jules GAUTIER

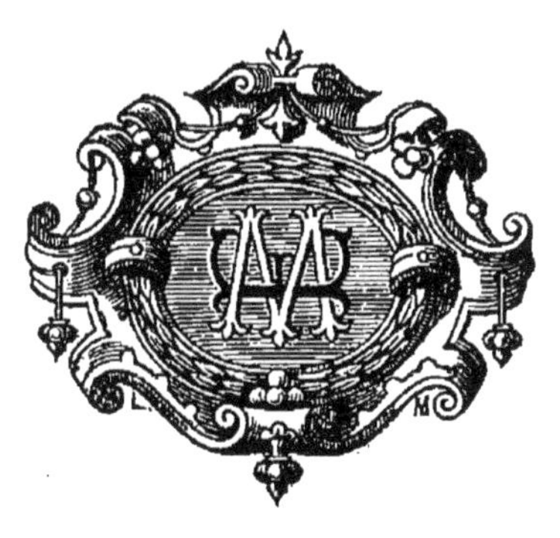

LE MANS
IMPRIMERIE EDMOND MONNOYER
PLACE DES JACOBINS

1879

NOTRE BUT

En publiant ce petit livre, nous avons voulu être utile aux personnes qui souffrent du mal de dents, et leur indiquer un mode de traitement sûr et facile pour les soulager.

Il leur suffira de suivre les conseils contenus dans cette brochure, pour se convaincre de l'action douce et prompte des médicaments homœopathiques.

Elle sera surtout d'une grande utilité aux mères de famille toujours désireuses d'éviter la souffrance à leurs jeunes enfants.

Pour s'en servir avec fruit, il faudra d'abord étudier les causes les plus fréquentes du mal de dents, puis les autres affections auxquelles nous sommes sujets.

Mais, avant tout, qu'est-ce donc que l'homœopathie ?

L'homœopathie est la science des spécifiques (1).

C'est l'œuvre du plus grand et du plus beau génie qui ait illustré la médecine.

C'est un art nouveau, résultant de cette loi formulée par son immortel auteur, S. Hahnemann :

Les maladies sont dissipées le plus sûrement, le plus promptement et avec le plus de douceur, par les substances qui peuvent produire chez l'homme en santé un ensemble analogue de symptômes.

Similia similibus — (les semblables par les semblables).

Loi opposée à ce vieux principe :

Contraria contrariis curantur — (les contraires sont guéris par les contraires).

(1) On appelle spécifique, un remède qui exerce une action spéciale sur un organe dans une maladie particulière.

Avant de parler de cette grande découverte, nous croyons devoir dire, dans cette courte préface, quelques mots sur l'homme qui a eu l'habileté de découvrir cette doctrine, et le talent de la propager :

Samuel Hahnemann, de Meissen, petite ville de Saxe, traduisant, en 1790, la *Matière médicale* de Cullen, et étonné des hypothèses inadmissibles de son auteur, hypothèses tendant à expliquer la puissance fébrifuge du quinquina, résolut de faire, avec ce médicament, des essais sur lui-même. Cette expérience devait donner naissance à la doctrine homœopathique.

Hahnemann observa que l'action du quinquina sur l'homme sain produisait des phénomènes analogues à ceux de la fièvre intermittente que ce remède guérit le mieux, et qu'en outre il déterminait une foule d'autres symptômes dont il n'avait jamais été question dans les matières médicales.

Désireux de savoir si la propriété fébrifuge du quinquina ne tiendrait pas à cette faculté de produire une affection semblable, et si ce fait, une fois avéré, ne se répéterait pas pour d'autres médicaments, il commença une série d'expériences qui l'assurèrent bientôt que le fait qui lui avait été présenté par le mode d'action du quinquina se produisait avec tous les médicaments désignés jusque-là sous le nom de *Spécifiques*.

Ce n'était pas tout d'avoir trouvé cette loi, il fallait qu'il s'assurât de la portée de sa découverte par la réflexion et l'observation....

Ce ne fut qu'en 1796 que les journaux rendirent compte pour la première fois des travaux de ce célèbre médecin.

Les semblables sont guéris par les semblables.

En effet, voilà le virus vaccin qui développe une variole artificielle des plus bénignes, et, par cela même, se trouve être le remède prophylactique de la variole confluente.

Le mercure et ses composés qui produisent des ulcérations locales caractéristiques, ne sont-ils pas aptes aussi à guérir celles qui y ressemblent le plus ?

Enfin l'arsenic n'arrête-t-il pas certaines diarrhées semblables à celles qu'il provoque ? etc.

La loi des semblables indique donc le rapport exact qui existe entre les propriétés des médicaments et les maladies qu'ils doivent guérir, à savoir, que toute substance médicinale est capable de détruire les états pathologiques dont elle a la puissance d'engendrer les symptômes chez l'homme en santé, et cela parce que les symptômes d'une maladie ne représentent, dans la généralité des cas, que la lutte de la force vitale contre les causes morbides, et ses efforts pour rétablir l'harmonie des fonctions. Le bon sens veut que, pour guérir, nous donnions des remèdes qui opèrent dans le sens de la nature, pour l'aider à réagir, et non pour la contrarier. Or, c'est ce que fait l'homœopathie en administrant les substances qui produisent sur l'homme sain un état analogue à celui qu'il s'agit de dissiper. Ces simples faits contiennent non seulement la loi thérapeutique, *similia similibus curantur*, mais encore la vraie méthode pour reconnaître les propriétés des médicaments en les expérimentant sur l'homme sain. Cette expérimentation a été appelée par Hahnemann *expérimentation pure*, par opposition à l'expérimentation sur le malade ou sur les animaux (1).

(1). L'expérimentation sur les animaux ne prouve rien non plus, elle est fausse et surtout incomplète, pacre qu'il est des substances qui sont médicaments pour l'homme et n'ont aucune action perturbatrice sur le animaux; chacun sait que plusieurs d'entre eux broutent impunément des plantes qui sont des poisons pour l'homme, et que certains végétaux, toxiques pour le cheval, sont sans effet sur le bœuf.

Il en ressort aussi, et surtout, le double avantage de soustraire la thérapeutique à l'empirisme, et les malades à des tentatives téméraires et souvent dangereuses. L'observation au lit du malade n'est pour le médecin homœopathe qu'un moyen de compléter, de contrôler, et de se diriger dans le choix des médicaments qui auront été découverts par l'expérimentation pure et confirmés par l'observation clinique.

L'homœopathie se fait une règle de ne point mélanger les médicaments les uns avec les autres, mais de les employer toujours simples, ou du moins incorporés à certains excipients qu'elle considère comme inertes et incapables d'en dénaturer les propriétés.

Établissons donc qu'en principe chaque médicament a ses vertus propres, de même que chaque maladie a ses manifestations propres. Par conséquent, chaque médicament doit être administré seul, parce que son mélange avec un autre dénaturerait ses effets propres.

Relativement aux habitudes de l'ancienne école, l'homœopathie n'emploie habituellement ses médicaments qu'en doses fort minimes; étant choisis d'après cette méthode, ils agissent sur les parties malades, dans le sens de leur action, lesquelles parties du reste, en cet état, subissent plus facilement les impressions que si elles étaient dans leur état normal.

On sait aussi qu'une substance agit sur le système nerveux, non pas en raison de sa masse, mais bien en raison de sa superficie et, par conséquent, de sa plus ou moins grande absorption.

Au reste, la base de l'homœopathie n'est point assise sur la petitesse des doses, mais bien sur la loi des semblables. La question de dose n'a qu'une importance secondaire, car l'on ne cesse pas de traiter homœopathiquement par de fortes quantités d'un médicament.

Ceux qui ne se rendent pas un compte bien exact de ce que c'est que l'homœopathie, peuvent seuls la faire consister dans la petitesse des doses ; assurément elles agissent, et leur action peut être démontrée par analogie en les comparant avec les infiniment grands et les infiniment petits, qui sont en si grande quantité dans la nature. Cette petitesse de doses n'est donc que le résultat d'un fait d'observation, comme aussi on a pu remarquer que les maladies les plus meurtrières, celles qui tuent le plus rapidement, sont celles dont les miasmes sont les plus *insaisissables* et les plus *invisibles*.

Qui pourra nous dire le poids du miasme qui inocule la pustule maligne, la variole, la rougeole, la peste, le choléra? Quelle est sa forme, sa couleur?

Comme toutes les découvertes, l'homœopathie a été l'objet de grandes discussions, où l'on a souvent pu regretter que l'ironie et les personnalités aient pris la place du savoir et de la raison.

Laissons donc de côté ces entraves que le doute élève devant tous les novateurs, et marchons avec confiance à la conquête de nouveaux faits; n'y a-t-il pas toujours des indifférents à toute idée nouvelle, prêts à tout nier, jusqu'à ce que quelqu'un parvienne à lutter et à triompher de leurs dénégations par la puissance même des faits? C'est le but que nous nous sommes proposé dans cette petite brochure, et que nous pensons avoir atteint dans les explications qui vont suivre.

CHAPITREPR EMIER

POUR FAIRE CHOIX D'UN MÉDICAMENT (1)

On doit tenir compte de la nature de la douleur et de l'ensemble des symptômes, puis des prédispositions morbides acquises ou héréditaires, ainsi que des tempéraments; car tout tempérament fortement accusé constitue un premier désaccord dans l'organisme vital, et fait pencher vers un ordre spécial de souffrances.

Ainsi, le tempérament sanguin prédispose à des maladies différentes de celles du tempérament nerveux, et cela, parce que l'état de pléthore est l'expression de la prépondérance du sang sur le reste du corps vivant.

L'étude des effets purs des médicaments faite sur l'homme à l'état sain, a démontré que les remèdes ont chacun en propre la faculté de développer une augmentation d'activité vitale dans une portion de l'organisme ; de là, certains médicaments qui s'appliquent plus particulièrement à telle ou telle **idiosyncrasie** (2).

(1) *Voyez* page 56 : Doses et mode d'emploi des médicaments.

(2) On entend par idiosyncrasie, une disposition particulière à chaque individu, une susceptibilité, une manière d'être, influencées par divers agents, et qui semblent ne faire aucune impression sur beaucoup d'autres.

TEMPÉRAMENTS

Il existe chez l'homme quatre tempéraments différents. On les distingue par une habitude extérieure particulière, et un état spécial des fonctions physiques. Ces tempéraments peuvent s'allier à une bonne ou à une mauvaise constitution, qui en modifie les caractères sans en modifier complètement les formes extérieures. Ces tempéraments sont : le sanguin, le lymphatique, le nerveux, et le bilieux.

1. Le tempérament sanguin se manifeste par la prédominance du sang, dont la circulation est plus active ; par la coloration de la figure ; par les formes du corps accentuées.

L'esprit et le corps sont pleins d'activité, mais la prédominance de l'appareil circulatoire et respiratoire, prédispose aux inflammations et aux congestions.

Les médicaments appropriés à ce tempérament sont : **Aconitum**, **arnica**, **belladona**, **nux vomica**, **bryonia**, **pulsatilla**.

2. Le tempérament lymphatique est l'opposé du tempérament sanguin ; il se caractérise par la prépondérance relative des vaisseaux blancs, avec expansion du tissu cellulaire, les formes de la personne sont arrondies, la chair est molle, la peau blanche et pâle, l'esprit sans vivacité, les passions sans énergie.

L'exagération du tempérament lymphatique devient la source des affections scrofuleuses, rachitiques, surtout dans le bas âge ; plus tard, il prédispose à l'obésité. Les médicaments qui lui conviennent le mieux sont : **belladona, mercurius, arsenicum, pulsatilla, sulphur, silicea.**

3. Le tempérament nerveux se reconnaît à la finesse des traits, à la forme grêle des muscles, à la pâleur de la face, à une impressionnabilité excessive à toute sensation, et à la diversité des volontés et des désirs. Les névroses sont souvent le partage de ce tempérament.

Les médicaments qui lui sont favorables sont : **aconitum, belladona, mercurius, ignatia, chamomilla, pulsatilla.**

4. Le tempérament bilieux se distingue ordinairement : au physique par une chevelure noire, un teint brun ou basané, des chairs fermes et des formes rudes ; au moral par l'énergie, la fermeté et la ténacité du caractère.

Les sujets de ce tempérament sont particulièrement disposés aux troubles de la digestion, aux courbatures, aux embarras gastriques et intestinaux, ainsi qu'aux affections bilieuses. Ces sujets semblent avoir un accroissement anormal dans leur appareil biliaire.

Les médicaments qui lui sont propres sont : **aconitum, arsenicum, chamomilla, china, nux vomica, sulphur, bryonia.**

Il y a aussi des médicaments qui répondent plus particulièrement à certains caractères et à certaines constitutions, comme aussi il y en a qui ont une action plus particulière au divers âges, et d'autres qui affectent plutôt les femmes que les hommes.

Ceci exposé d'une manière générale, nous donnerons au chapitre VII l'application spéciale de chacun des médicaments homœopathiques.

CHAPITRE II

DENTITION

On désigne par ce mot, l'ensemble des phénomènes physiologiques qui caractérisent la sortie des dents. On distingue une première et une deuxième dentition.

A l'époque de la naissance, les dents sont encore enfermées dans les alvéoles et recouvertes par la gencive ; elles sont cependant parfaitemeut développées.

Le moment où paraissent les premières dents, est l'époque de la première dentition ; elle a lieu ordinairement du cinquième au huitième mois.

Elle met un peu plus de deux ans à s'accomplir.

La dentition, par elle-même, n'est point une maladie, mais elle présente quelques phénomènes, tant généraux que locaux, d'excitation inflammatoire.

Ainsi, l'enfant dont les dents sont prêtes à percer, éprouve un malaise général ; il devient pâle et morose ; les chairs sont flasques ; il cesse de soutenir sa tête ; son sommeil est interrompu par des cris ; il refuse de manger ; il craint surtout les boissons et les aliments chauds. Un mucus assez abondant s'écoule de sa bouche, une toux légère se remarque; et tout se dissipe par la sortie d'une ou de plusieurs dents.

Mais il arrive que l'éruption dentaire se fait d'une façon irrégulière et tumultueuse : l'enfant alors devient maladif, il cesse de pouvoir se tenir sur ses jambes et sa démarche devient hésitante et mal assurée, les digestions se troublent ; il vomit, et, souvent il se déclare une diarrhée séreuse, d'un jaune verdâtre ; d'autres fois, il y a constipation opiniâtre ; ou enfin, et c'est l'accident le plus redoutable, des *convulsions* se manifestent dans un point quelconque de l'économie, puis successivement dans plusieurs, et se terminent quelquefois par le *tétanos* qui presque toujours emporte le petit malade.

Tout cela forme autant d'affections distinctes ; nous verrons bientôt quel est le traitement propre à chacune d'elles.

Vers la cinquième année, aux *vingt dents* de lait viennent s'ajouter quatre dents qui ne sont pas remplacées, ce sont les premières grosses molaires dont l'apparition établit le passage entre la première et la deuxième dentition.

Ce n'est que quelques mois plus tard que les incisives centrales inférieures s'ébranlent, se détachent et sont bientôt remplacées. Ce travail de la deuxième dentition se termine ordinairement vers onze ou douze ans. Quant à la troisième grosse molaire, qu'on nomme communément *dent de sagesse*, elle sort rarement avant vingt ans, époque seulement où nous avons toutes nos dents, c'est-à-dire trente-deux.

Les accidents qui peuvent survenir à l'époque de la

deuxième dentition, sont bien loin d'être aussi graves que ceux qui accompagnent assez souvent la première ; mais, par une triste compensation, on voit quelquefois coïncider, avec la seconde dentition, l'apparition du rachitisme, des scrofules, de l'épilepsie, etc. C'est à une sage éducation physique qu'il appartient de conjurer ces maux.

Signalons ici l'inconvénient d'arracher prématurément des dents de lait qui viennent à vaciller, et la nécessité de consulter un dentiste, pour qu'il surveille cette évolution naturelle, d'où dépend pour toute la vie l'état de la bouche.

Lorsque quelque désordre d'inflammation se développe dans la première ou la deuxième dentition, il est bon de recourir à un traitement adoucissant et antiphlogistique.

Les bains tièdes sont d'une incontestable utilité. On fera également bien de frotter les gencives enflammées avec une substance émolliente. Quelquefois il devient nécessaire d'ouvrir, par une légère incision, la voie à une dent qui a trop de peine à sortir.

Si cela est insuffisant, il faut avoir recours à quelques doses homœopathiques.

Ainsi, **aconitum**, donné à de courts intervalles, convient pour modifier la fièvre de dentition, et même la douleur locale chez les enfants d'un tempérament vif et sanguin.

Chamomilla se donne lorsque l'enfant ne dort pas et que l'on observe chez lui de la diarrhée blanchâtre ou verdâtre, avec coliques avant la selle, et formation de gaz; lorsqu'il y a rougeur d'une des joues, avec froid et pâleur de l'autre; ou enfin, lorsqu'il y a colère ou cris de mauvaise humeur.

Coffea doit être administré à peu près dans les mêmes conditions, pourvu cependant qu'il n'existe point de diarrhée ; on l'administre également s'il y a constipation; lorsqu'il y a de fréquentes émissions d'urines, et que les extrémités, surtout les pieds, ont de la tendance à se refroidir.

Calcarea carbonica convient quelquefois, mais on n'en doit point abuser, et il n'est généralement indiqué que par des symptômes d'une certaine persistance. Ces symptômes sont surtout les suivants : bouffissure pâle ou rouge du visage; gonflement mou des gencives et des autres parties de la bouche, aphtes dans la bouche; grosseur du ventre, diarrhée, le matin principalement.

Dulcamara est un des meilleurs remèdes à employer contre l'ophthalmie que provoque assez souvent l'éruption des dents canines.

S'il y a congestion vers le cerveau, **aconitum et belladona** calment promptement.

Aconitum réussit surtout quand il y a fièvre, toux, avec respiration plaintive, des besoins d'uriner, de l'agitation, de la chaleur ou du froid aux extrémités.

Belladona convient mieux lorsqu'on observe une véritable congestion méningienne, ce qui est alors plus grave : il y a dans ce cas afflux du sang vers le cerveau, battements des artères de la tête, chaleur du visage, soubresauts des membres ; alors surviennent des convulsions qui sont suivies d'un profond sommeil, l'enfant se réveille brusquement, les pupilles sont dilatées, le regard fixe, et il y a altération dans l'expression des traits, le corps est raide, avec chaleur brûlante à la paume de la main et aux tempes.

Dans le tétanos, *opium* sera impérieusement réclamé.

La constipation, toujours fâcheuse pendant la dentition, parce qu'elle entretient la congestion sanguine à la tête, sera combattue par **nux vomica** ou **belladona** : *Nux vom.* convient aux enfants vifs et irritables. *Bella.* réussit presque toujours aux enfants nerveux, à la tête relativement volumineuse, aux pupilles dilatées et sujets aux mouvements convulsifs. Si ces remèdes sont insuffisants, on administrera quelques lavements d'eau simple attiédie.

La diarrhée est plus fréquente, et, comme elle a de grandes tendances à se prolonger, on ne saurait s'y prendre trop tôt pour la combattre ; elle a souvent pour cause la propagation de l'inflammation buccale au tube disgestif. Mais il y a un autre fait dont il faut tenir compte, c'est le mauvais état du suc gastrique qui rend les digestions difficiles ; c'est aussi la soif des malades, qui prennent alors, pour la calmer, plus de lait qu'ils ne peuvent en digérer. Aussi doit-on donner aux enfants un moins grand nombre de tétées, et leur faire prendre dans l'intervalle un peu d'eau sucrée (1) ; si cela ne suffit pas, on aura recours à *chamomilla*, *mercurius*, *sulphur* ou *bismuthum*.

(1) Il faut éviter de sevrer un enfant pendant l'été. Les diarrhées auxquelles ils sont sujets pendant les grandes chaleurs, deviennent alors souvent mortelles.

On donnera chacun de ces médicaments à la dose de 6 à 8 globules pour 120 grammes d'eau (8 cuillerées à bouche), qu'on fait prendre par cuillerées à café, ou bien on en introduit simplement un ou deux globules secs dans la bouche de l'enfant.

Le retard dans la sortie des dents est souvent le résultat d'un état morbide général ; on a alors affaire à une disposition aux scrofules; il faut donner, dans ce cas, **calcarea** et **sulphur**, alternativement une fois tous les 2 ou 3 jours, pendant 3 ou 4 semaines.

Contre l'affaiblissement et l'amaigrissement des enfants à l'époque de la dentition, **calcarea, sulphur**, **arsenicum**, sont administrés de la même manière.

Il existe quelquefois une malformation des dents, chez les enfants affectés d'une maladie constitutionnelle ou héréditaire. Voici les caractères de ces malformations spécifiques : Les incisives sont inégales, petites, espacées les unes des autres, d'aspect gris, jaunâtre, verdâtre. Les canines et les molaires sont également modifiées dans leur texture, mais, en général, ce caractère d'inégalité se rencontre sur les incisives qui finissent par se détruire en s'émiettant, et bientôt il n'en reste plus que les racines.

Ces érosions ou altérations se remarquent également dans les dents permanentes à la suite des maladies de l'enfance.

Les accidents organiques que nous venons de décrire sont l'indice, chez l'enfant, d'un tempérament cachectique, sujet aux scrofules, ou atteint de syphilis enfantine; aussi devra-t-on diriger le traitement dans ce sens.

DES MALADIES DE LA BOUCHE CHEZ LES ENFANTS

Le travail de la dentition explique en partie la fréquence des maladies de la bouche chez les enfants. Nous ne parlerons que des plus connues, par exemple : de la *stomatite simple*, de la *stomatite ulcéreuse*, du *muguet* et de la *gangrène de la bouche*.

STOMATITE SIMPLE

La stomatite simple ou *érythémateuse*, est l'inflammation de la membrane muqueuse qui tapisse l'intérieur de la bouche. L'évolution dentaire ou la carie d'une dent en est la cause la plus habituelle ; mais l'action d'un air froid et humide, et l'introduction dans la bouche de substances irritantes peuvent aussi la provoquer.

Cette légère affection réclame **belladona** ou **calcarea** : *Bellad.* convient surtout quand il y a forte inflammation avec gonflement des parotides, de la céphalalgie et des mouvements convulsifs.

Cal. en cas d'insuccès, et de prime abord chez les enfants lymphatiques. — Des gargarismes avec une décoction de racines de guimauve, peuvent hâter la guérison.

STOMATITE ULCÉREUSE

Elle est toujours précédée de la stomatite simple, mais elle est plus grave. La maladie commence par les gencives, qui sont boursouflées et saignantes. Puis elle s'étend aux lèvres et aux parois internes des joues. On aperçoit à ces parties de petites ulcérations, les unes arrondies, les autres allongées, saignant au moindre contact et recouvertes d'une matière pultacée.

Les ganglions sous-maxillaires sont gonflés, durs et douloureux au toucher, et passent aisément à l'état de tumeurs scrofuleuses chez les enfants lymphatiques.

La stomatite ulcéreuse détermine, comme la stomatite simple, une salivation abondante. Elle atteint surtout les enfants faibles et de mauvaise constitution.

On prescrira dans cette affection : **mercurius** à la dose de 4 à 5 cuillerées à café dans les 24 heures.

Si l'on n'obtient pas de ce médicament une amélioration notable, qu'on administre **cuprum** 30, surtout s'il y a diarrhée.

Puis on donnera pour boisson du blanc d'œuf battu à froid, avec de l'eau édulcorée d'un peu de sirop simple.

Cette boisson est très salutaire pour les enfants atteints d'inflammation des muqueuses de la bouche et des voies digestives.

MUGUET

Muguet est le nom vulgaire donné à une inflammation qui attaque les membranes muqueuses de la digestion, et particulièrement celles de la bouche, à cause de la ressemblance que l'on a trouvée entre les petites concrétions blanches dont la bouche est parsemée et les fleurs du muguet.

C'est surtout dans la première enfance qu'on voit se développer le muguet.

Les symptômes généraux auxquels donne lieu cette maladie sont presque nuls chez les très jeunes enfants, surtout si le siège de l'inflammation locale a peu d'étendue. Mais si ces points blancs se réunissent en s'élargissant, et forment une pellicule plus ou moins large qu'on voit s'étendre sur toute la langue, sur les parois buccales et le voile du palais, le muguet devient plus grave et est dit *confluent* ou *malin.*

Au début de la maladie on donnera : **Mercurius,** si l'inflammation de la bouche est prononcée, et si l'on observe chez l'enfant de la diarrhée verte.

Arsenicum convient lorsqu'il y a amaigrissement, agitation, et de plus une diarrhée abondante.

Nux vomica répond aux cas dans lesquels on constate de la constipation, avec surexcitation de tout le système nerveux.

GANGRÈNE DE LA BOUCHE

Cette maladie s'observe presque exclusivement chez les enfants de deux à sept ans, et est justement l'effroi de tous ceux qui ont occasion de la voir.

On la rencontre plus spécialement chez les sujets étiolés, affaiblis par une maladie antérieure, ou par la mauvaise nourriture, la malpropreté et la misère.

Les premiers symptômes qui révèlent l'existence de cette maladie sont : la tuméfaction de la joue, l'exspuition *sanguinolente* et la *fétidité* de l'haleine ; on ne tarde pas à apercevoir à l'intérieur des joues et des lèvres, ainsi que sur le tissu des gencives, une tache blanchâtre, le plus ordinairement isolée et entourée d'un cercle livide, ne causant aucune douleur. Jusque-là on n'observe aucun trouble sympathique des grandes fonctions de l'économie; les enfants continuent à se livrer aux amusements de leur âge. Mais bientôt l'ulcère s'agrandit, devient d'un gris sale ; une salive sanguinolente ou déjà noirâtre s'écoule de ses lèvres entr'ouvertes; il demande cependant à manger, et avale tout à la fois sa nourriture et les détritus putrilagineux qui se détachent des parties gangrenées.

Si on n'arrête pas les progrès de la maladie, la gangrène pénètre dans les profondeurs des parties molles, et réduit toute l'épaisseur de la joue ou de la lèvre en un détritus grisâtre ou noirâtre, se détachant par lambeaux et exhalant une odeur manifestement gangreneuse. Quelquefois la mort arrive avant que la gangrène ait envahi la peau. D'autres fois, l'enfant conserve encore quelques forces et demande à manger, ou bien il est dans le dernier état de prostration et refuse toute nourriture; sa soif est toujours vive, il ne vomit pas, mais il a un dévoiement abondant; il maigrit rapidement; sa peau est sèche, son pouls très petit devient insensible, et la mort arrive sans autres phénomènes.

L'homœopathie ignore encore le spécifique de la gangrène de la bouche, cependant **ipécacuana**, administré au début, a donné de bons résultats. Viennent ensuite **arsenicum** et **china**.

CHAPITRE III

ODONTALGIE

L'odontalgie est une douleur de dents, aiguë, violente, lancinante, souvent accompagnée du gonflement de la joue.

Elle est dans un grand nombre de cas symptomatique d'une autre affection.

Elle peut être de nature inflammatoire, congestive, rhumatismale ou goutteuse, nerveuse ou organique.

1° *Maux de dents par inflammation.*

La douleur est pulsative, la gencive rouge et gonflée, le visage injecté ; la pression sur la dent malade détermine de la douleur.

Les principaux remèdes curatifs de cette forme de douleur dentaire sont : **aconitum**, **belladona**, **nux vomica**, **mercurius**, **arnica**.

2° *Maux de dents par congestion.*

Ils sont caractérisés par une douleur moins intense que

dans le cas précédent; le visage est rouge, la tête chaude; ils viennent ordinairement de la suppression d'une hémorragie, telle que les hémorroïdes; ils se rencontrent chez les femmes dont les règles coulent mal ou ont été supprimées et chez celles qui sont grosses ou approchent de l'âge critique.

Les remèdes principaux sont : **Aconitum, belladona, pulsatilla, chamomilla, mercurius, nux vomica, sulphur** :

Mer., *nux. v.*, *sulp.*, si la personne est atteinte d'hémorroïdes. — *Cham.*, *puls.*, pendant le flux menstruel.

Bella., si les gencives sont rouges, tuméfiées, et saignent facilement, si peu qu'on les presse.

Merc., s'il y a odeur putride de la bouche avec gonflement inflammatoire, aphtes, ulcérations, engorgement des glandes maxillaires.

3° *Maux de dents rhumatismaux ou goutteux.*

Ces douleurs se font ressentir dans les dents saines ou cariées, particulièrement pendant les temps humides; les gencives ne sont alors ni rouges ni gonflées. On doit tenter de rappeler l'affection à son siège habituel par des sudorifiques, et tenir sur la peau des vêtements chauds.

Puis on donnera : **bryonia, chamomilla, rhus, pulsatilla, nux vomica, mercurius, sulphur** :

Bryonia sera utile lorsque le mouvement aggrave e mal.

Rhus, lorsque le contraire a lieu.

Pulsatilla, chez les personnes lymphatiques, et lorsque la pression et l'air froid soulagent les douleurs.

Chamomilla, lorsque la joue du côté malade est rouge, qu'il y a agitation, et que le café aggrave les souffrances.

4° *Maux de dents nerveux.*

Ils consistent dans des élancements déchirants, intermittents; sans rougeur, ni chaleur, ni gonflement; ils se rencontrent souvent chez les personnes atteintes de différentes névroses.

Nux vomica s'emploie chez les personnes irritables, sujettes à la constipation, avec aggravation des douleurs par la chaleur du lit.

Coffea : s'il y a surexcitation nerveuse et insomnie.

Aconitum : lorsque la cause est produite par un refroidissement.

Belladona : si le siège de la névralgie occupe spécialement les os molaires avec violentes douleurs, frémissements des muscles du visage, sensation d'une chaleur vive.

China : contre les accès périodiques de douleurs intenses ramenés par le plus léger attouchemeut.

5° *Maux de dents, par altération organique.*

Ce sont ceux avec lesquels on observe, soit des caries osseuses, soit des caries dentaires. Il faut alors avoir recours aux médicaments suivants : **arsenicum, mercurius, silicea.**

6° *Odontalgie chronique :* **sulphur.**

INDICATIONS SPÉCIALES

Donnez **arnica**, si, après l'extraction d'une dent, l'on éprouve une douleur très intense.

S'il y a hémorragie légère, versez 5 ou 6 gouttes de la teinture mère de cette substance dans un verre d'eau et faites rincer plusieurs fois la bouche, avec cette préparation.

Donnez encore **arnica** et **aconit** alternativement lorsque, après avoir placé des dents artificielles, les gencives deviennent rouges et douloureuses.

Arnica : dans l'odontalgie avec gonflement dur et tendu des joues, fourmillement dans les gencives comme si elles étaient engourdies, vacillement et allongement des dents.

Arsenicum : dans l'odontalgie de cause organique, chez les enfants scrofuleux ou épuisés, lorsque la douleur porte au désespoir, qu'elle est accompagnée de battement, de sensations comme si les dents étaient trop longues, qu'il y a disposition à grincer les dents et que les gencives sont saignantes.

Ce mal s'aggrave lorsque l'on est couché sur le côté malade, et s'améliore à la chaleur du feu.

Belladona : dans l'odontalgie avec afflux de sang vers le cerveau, battement des artères de la tête, chaleur du visage, gonflement des gencives. Quelquefois on calme la douleur en comprimant fortement les dents.

Chamomilla : dans l'odontalgie après avoir pris froid ou bu des boissons chaudes, surtout du café ; dans l'odontalgie nocturne, avec gonflement des joues ; chez les femmes qui ont mal aux dents à l'époque des règles ; dans le goût putride ou amer de la bouche.

Coffea triomphe des douleurs les plus violentes, celles qui mettent le malade en frénésie, le font crier, trembler. On peut répéter ce médicament toutes les demi-heures ; s'il est inefficace, on donnera **aconitum** ou **hyosciamus.**

Mercurius : dans les maux de dents avec fluxion et avec engorgement des glandes sous-maxillaires ; dans l'odontalgie déchirante qui s'étend dans tout le côté de la face ; dans l'ébranlement des dents ; dans la salivation et dans la douleur qui s'aggrave par le chaud, le froid, le toucher.

Nux vomica : dans le mal de dents chez les personnes d'un caractère vif, aimant le café et les liqueurs, prenant peu d'exercice au dehors ; ce mal s'aggrave par le travail d'esprit, les dents saines sont douloureuses et semblent branler.

Pulsatilla : dans l'odontalgie chez les personnes d'un caractère doux, tranquille, timide, et pauvres de sang ;

aux femmes et aux enfants d'un caractère maussade et inquiet; dans les douleurs de dents lancinantes, n'occupant souvent qu'un seul côté et se propageant jusqu'au visage, à la tête et aux oreilles ; dans le mal de dents *qui cesse complètement à l'air libre*, mais *qui reparaît et s'aggrave dès qu'on entre dans une chambre chauffée.*

Ignatia : dans le mal de dents avec faiblesse nerveuse, et aux personnes hypocondriaques, ayant eu dans leur vie beaucoup de chagrin.

Hyosciamus convient aux personnes sensibles, nerveuses, excitables; mais il ne faut donner ce dernier médicament que lorsque le malade est fou de douleur.

CHAPITRE IV

NÉVRALGIES

Névralgie est le nom générique d'un certain nombre de maladies dont le principal symptôme est une douleur vive, qui suit le trajet d'une branche nerveuse et ses ramifications, sans rougeur, chaleur, ni gonflement. La névralgie diffère de la *névrite*, en ce que cette dernière est constituée par l'inflammation de la substance même du nerf, tandis que, dans la première, c'est un trouble de cette force, ou fluide nerveux, qui tient tous les phénomènes de la vie sous sa dépendance, et circule dans les nerfs tout aussi bien que le sang dans nos vaisseaux.

Lorsqu'il y a accumulation de ce fluide sur tel ou tel point de l'organisme, il se dépense sous le nom de névralgie, migraine, crampe, sciatique, spasme, attaque d'hystérie, etc., etc., jusqu'au rétablissement de l'équilibre.

Si, au contraire, cette circulation nerveuse cesse de se porter librement dans une partie quelconque de notre organisme, l'anesthésie en est fatalement la conséquence.

Mais ici nous n'avons à nous occuper que de la *névralgie faciale.*

Cette névralgie, excessivement douloureuse, a son siège dans les nerfs de la face; elle revient quelquefois par accès périodiques, d'autres fois irréguliers.

Cette douleur qui, en général, ne prend qu'un côté de la face, est limitée à un espace peu étendu. Les principaux points où siège la douleur sont: autour de l'orbite et à la paupière supérieure, à la partie supérieure du nez, à la tempe et au menton, etc.

D'autres fois, il y a dans la mâchoire inférieure et dans les dents des douleurs telles, que l'on a recours à l'avulsion d'une ou de plusieurs dents, espérant ainsi, mais en vain, calmer un peu le paroxysme.

Pour traiter cette maladie avec fruit, il faut tenir compte de son caractère et de sa cause fondamentale, aussi bien que de la nature de la douleur.

Souvent elle a son point de départ, soit dans un rhumatisme, une inflammation exsudative du névrilemme, une faiblesse nerveuse ou l'anémie, dans la carie dentaire, dans la pression exercée sur un tronc nerveux par un exostose ou un gonflement du périoste, soit dans une affection du bas-ventre, dans les hémorroïdes, la dysménorrhée, l'hypocondrie, la goutte, ou la syphilis, etc.

Le traitement de la névralgie faciale fait le désespoir de la médecine allopathique. Les homœopathes sont plus heureux.

Voici quels sont les principaux médicaments qu'ils mettent en usage en pareil cas:

Aconitum convient lorsque la douleur est causée par *l'afflux du sang* vers la tête ou par un *rhumatisme* ; quand il y a *fièvre*, soif et grande agitation fébrile, avec .ace rouge et chaude.

Belladona se donne dans les douleurs nerveuses, congestives, et lorsque le point douloureux s'accentue davantage au-dessus de l'orbite, avec rougeur et gonflement de la face, souffrances dans les os de la mâchoire, pasmes des paupières , tressaillements des muscles du visage, distorsion de la bouche, aggravation le soir.

Nux vomica est un médicament précieux contre la névralgie faciale; on le donne surtout quand la douleur se fait sentir au-dessus de l'orbite, avec sensation de froid et d'engourdissement dans les parties malades.

Le travail de tête ainsi que l'usage des spiritueux et du café aggravent les souffrances.

Il faut donner :

Chamomilla, quand la douleur s'accompagne d'une grande excitation avec pleurs et cris.

Mercurius, lorsque la douleur s'étend à la tête et aux dents avec gonflement de la face, sueur à la tête et au visage, salivation, insomnie, aggravation par la chaleur du lit et le froid extérieur.

Pulsatilla, chez les jeunes filles qui ont les pâles couleurs, et chez lesquelles les souffrances sont plus fortes le soir, s'aggravant par la chaleur, mais s'améliorant par le froid.

China, dans les douleurs revenant périodiquement à heure fixe, principalement dans les cas où il y a appauvrissement du sang et pâleur du visage.

Nota. — Il y a beaucoup d'exemples où les névroses et des maux de dents disparaissent sous l'impression de violentes émotions amenées par une cause morale ou une cause physique, telles qu'une forte commotion électrique, le cathétérisme du tympan, et la cautérisation brusque de l'hélix de l'oreille.

Nous avons vu cette dernière opération appliquée, à Paris, par le professeur Malgaine, à l'hôpital Saint-Louis, avec un véritable succès dans les douleurs sciatiques. Nous l'avons pratiquée nous-même avec non moins de succès pour les maux de dents et dans les névralgies faciales.

Cette opération n'aurait-elle pas pour effet de régulariser la circulation nerveuse en débarrassant le centre au profit de la périphérie?

CHAPITRE V

FLUXION

Le mal de dents est ordinairement accompagné de deux symptômes : la fluxion et les douleurs névralgiques du visage.

La fluxion est un engorgement indolent du tissu cellulaire de la joue, produit ordinairement par l'impression du froid ou par l'irritation que détermine l'odontalgie.

Elle s'annonce par la rougeur ; il y a chaleur et douleur lorsqu'elle est inflammatoire ; d'autre fois, elle est œdémateuse, indolente (sans douleur), sans rougeur ni chaleur.

La fluxion se termine par résolution ou suppuration.

Il arrive quelquefois qu'une mauvaise dent est cause fréquente de fluxion ; dans ce cas, il vaut mieux en faire l'extraction, car la répétition d'une congestion sur le même organe habitue ses vaisseaux à une disposition anormale qui facilite l'afflux du sang et provoque la chronicité.

Quand il y a fluxion et que le gonflement de la joue fait cesser ou calme la douleur de la dent, les médicaments convenables, sont : **arnica**, **bryonia**, **nux vomica.**

Lorsque le visage et la lèvre supérieure sont gonflés, qu'on ressent une douleur très aiguë partant d'une dent creuse ou d'une racine, que la douleur est plus intérieure qu'extérieure et qu'il y a formation de pus, il faut donner toutes les trois heures une cuillerée à bouche d'une solution de **mercurius.**

Lorsque *Merc.* calme les douleurs sans faire cesser le gonflement, il faut songer à **pulsatilla** ou **belladona.** *Bella.*, du moment que les lèvres sont gonflées et que la douleur s'étend de la gencive malade à la gorge, rendant la déglutition pénible, et aussi quand une salive abondante coule de la bouche.

Puls., si la fluxion provient d'un refroidissement causé par l'eau, et si les personnes sont d'un tempérament lymphatique, aux yeux bleus et aux cheveux blonds, d'une humeur douce et facile.

Mais tant qu'il y aura rougeur, chaleur et douleur, on donnera : **belladona** et **mercurius.**

S'il y a douleur névralgique, avec aggravation à la chaleur du lit, **chamomilla.**

Quand il y a gonflement *œdémateux*, c'est-à-dire séreux, mou et blanc, sans rougeur mais avec sensibilité, **china sulphur.**

Lorsqu'il y a dureté et raideur des tissus, **arnica.**

Lorsqu'il y a un abcès qui ne s'ouvre pas, malgré une grande tendance à la suppuration, donnez : **hepar sulfur.**; puis **silicea**, pour prévenir la formation d'une fistule.

Si la personne est sujette à des dartres, des éruptions, on donnera **sulphur.**

GENCIVITE

La gencivite est une inflammation des gencives, avec déchaussement, ébranlement des dents, et expulsion du pus formé dans leur alvéole.

Il faut donner au début : **nux vomica** et **sulphur.**

Lorsqu'il y a rougeur et inflammation : **aconitum, belladona.**

Lorsqu'il y a des douleurs dans les gencives : **mercurius, nux vomica, pulsatilla, arsenicum, calcarea.**

Pour les gencives saignantes, bleuâtres : **mercurius.**

Pour le décollement : **mercurius, sulphur, belladona.**

Pour la fistule dentaire : **silicea, calcarea, sulphur.** Il faut du temps pour la guérison.

Lorsque les gencives sont irritées, qu'il y a sensation d'allongement des dents, ou des dents ébranlées : **mercurius, belladona.**

APHTES

L'aphte est l'inflammation de la muqueuse de la bouche bornée à certains points de son étendue. Lorsque les aphtes dégénèrent en ulcères, la stomatite est dite ulcéreuse.

Traitement :

Mercurius convient en premier lieu.

Puis, dès que les aphtes se déclarent, on alterne **mercurius** et **arsenicum**.

S'il y a sécheresse de la bouche : **nux vomica**.

Et si les aphtes se prolongent en se renouvelant : **sulphur**; puis il faut revenir à **mercurius** et **arsenicum**.

Si les aphtes se transforment en ulcères, il faut les cautériser légèrement en les touchant avec un cristal de *sulfate de cuivre*.

Chez les enfants on fera une solution de quelques grains de borax dans un demi-verre d'eau, et à l'aide d'un pinceau, on leur lavera la bouche avec cette solution.

CHAPITRE VI

ACCIDENTS ET ODONTALGIES CHEZ LES FEMMES

La femme, par la nature même de sa constitution, est assujettie à plusieurs maladies, ainsi qu'à des changements physiologiques, qui sont remplis de mystères pour le philosophe comme pour le physiologiste. On serait tenté de croire que presque toutes ces affections ne sont que symptomatiques de ses organes de reproduction qui engendrent des troubles et entravent les grandes fonctions de l'organisme ; ou du moins, qu'au centre de ces organes, se trouve placé le régulateur de sa santé, tant on voit d'exemples confirmer ces vues. Aussi l'odontalgie est-elle l'affection la plus commune qui apparaisse dans la grossesse, elle en est quelquefois l'un des premiers symptômes (1). A l'époque de la menstruation, chez certaines natures, ce mal existe souvent.

(1) Il résulte des recherches d'un professeur américain que, pendant la grossesse, la proportion de *phosphate de chaux* que contiennent les dents diminue considérablement, et, par suite, que leur altérabilité est bien plus considérable qu'en tout autre moment.

Dans ces différents cas, il faut avoir recours aux remèdes suivants :

Avant la menstruation, on donnera : **chamomilla**; pendant : **pulsatilla, chamomilla.**

Pendant la grossesse : **belladona, calcarea, mercurius.**

Pendant l'allaitement : **aconitum, arsenicum, calcarea, china, sulphur.**

A l'époque de la ménopause : **lachesis, nux vomica, calcarea.**

Lorsqu'il y a irrégularité dans la menstruation et qu'elle est accompagnée de céphalalgie, de mal de dents, de douleurs de reins, de battements de cœur, de syncope, etc., on devra donner un traitement devant amener le rétablissement de cette fonction ; pour cela on s'adressera aux remèdes suivants, tout en se rendant compte si les causes de ces symptômes sont locales ou générales :

Ainsi les indispositions provenant de l'apparition tardive des règles chez les jeunes filles arrivées à l'âge ordinaire où ces règles s'établissent, disparaîtront si l'on prend deux cuillerées de **pulsatilla** par jour, pendant une semaine, puis il faudra administrer **sulphur** ainsi que **pulsatilla**, et durant le même temps.

Pulsatilla est encore le meilleur médicament dans la plupart des cas où les douleurs locales viennent d'un retard dans les règles ou lorsqu'elles manquent tout à fait, ou bien quand elles sont supprimées pendant leur cours.

Si l'anémie est seule la cause de l'aménorrhée, on choisira entre les médicaments suivants (1) :

Pulsatilla sera donné chez les jeunes filles portées à la mélancolie, aux rêveries, et douées d'une grande sensibilité, ainsi que d'une grande susceptibilité ; car il est reconnu que moins on a de sang, plus il travaille au cœur et à la tête.

Calcarea carb. pour les constitutions *lymphatiques* et chez les malades atteints de *scrofules*, surtout s'il y a *congestion* à la *tête*, avec *apparence de richesse du sang*.

Ferrum convient chez les *chlorotiques* (2), c'est un médicament essentiel lorsqu'il s'agit de rendre au sang sa composition normale. Il faut le donner longtemps et à forte dose.

China sera préféré s'il y a des causes affaiblissantes, telles que des pertes de sang ou d'humeurs.

(1) Le *sang* est, par sa composition même, l'aliment le plus essentiellement réparateur contre la débilité des anémiques. Il peut véritablement être aussi considéré comme le médicament le plus rationnel dans toutes les maladies venant d'une pauvreté de sang.

Le sang de veau, par exemple, ou même celui de bœuf, bu à la dose d'un verre chaque matin, lorsqu'il est vivant, c'est-à-dire à la sortie de la veine, est un excellent corroborant et d'un effet puissant contre la *chlorose* et l'*anémie*.

(2) La chlorose et l'anémie sont deux maladies distinctes ; il faut savoir les reconnaître pour pouvoir les combattre efficacement.

La chlorose est une maladie simple tenant presque toujours à la même cause qui est l'époque de la puberté ; les jeunes filles atteintes de chlorose sont pâles, molles, indolentes ; leurs chairs sont flasques, couleur de cire, tandis que l'anémie n'est le plus souvent qu'un symptôme d'une altération de quelque viscère : dès lors elle réclame un traitement différent.

Si l'aménorrhée est causée par une sorte d'épaississement du sang, il faut donner : **nux vomica**, surtout s'il y a souffrances gastriques, constipation, pression à l'estomac, douleurs lombaires.

Sulphur doit être donné pour les règles trop faibles, qui retardent ou manquent totalement chez la femme atteinte de pléthore abdominale, et quand il y a gonflement des boutons *hémorroïdaires*.

Bryonia convient dans le cas de céphalalgie pressive, et dans le cas de saignement de nez.

Nux vomica et **sulphur** se donnent dans les règles trop abondantes, surtout si la trop grande abondance du flux menstruel est l'effet de la pléthore abdominale ; et si elle est l'effet de l'anémie, il faut donner **calcarea, china.**

Aconitum est indiqué lorsqu'il y a pertes ou métrorragies, c'est-à-dire écoulement de sang en dehors des époques ordinaires, ou bien à ces époques mêmes, mais alors en quantité plus grande qu'il ne convient. Il est également indiqué lorsque les pertes ont lieu chez des personnes vigoureuses et présentant les attributs ordinaires du tempérament sanguin.

Arnica, lorsque la perte se produit par suite de quelque violence extérieure : chute, effort, tour de reins ; surtout si l'événement a lieu chez une femme enceinte.

Chamomilla, lorsqu'il y a accès de défaillance, écoulement de sang sans intermittence, avec sortie de caillots et coliques, avec pression dans le bas-ventre.

China convient à la femme déjà très affaiblie par la perte d'une grande quantité de sang, lorsqu'elle a des vertiges, et un pouls presque imperceptible, la figure pâle et des syncopes.

Sabina se donne quand, après l'accouchement, ou une fausse couche, il y a écoulement d'un sang noir mêlé de caillots, avec douleurs semblables à celles de l'enfantement.

Lachesis conviendra principalement au moment de l'âge critique, et chez les personnes maigres et épuisées, ou chez celles affectées d'hémorroïdes.

Dans les règles difficiles ou dysménorrhée, les coliques sont calmées par **chamomilla**, surtout quand il y a tiraillement vers les reins et les cuisses, diarrhée, pâleur de la face et irritabilité du système nerveux.

Belladona est indiqué dans les douleurs expulsives et s'il y a congestion à la tête ou battements de cœur.

Nux vomica convient dans les douleurs crampoïdes (1).

(1) Dans le traitement des irrégularités de la menstruation, on devra agir dans les intervalles de ces époques, c'est-à-dire dans les huit jours qui précèdent, afin de laisser le temps à l'organisme de rentrer dans son état normal.

MÉTALLOTHÉRAPIE

Un mot maintenant sur un mode de traitement qui n'a rien de la loi des semblables, mais qui réussit dans un grand nombre de cas ; surtout dans la névralgie faciale et dans les maux de dents de nature nerveuse.

Nous voulous parler de la métallothérapie, inventée par le docteur Burq, et qui consiste dans l'emploi tant interne qu'externe des métaux pour le traitement des névroses.

Selon le docteur Burq, tout être humain a dans les métaux une sympathie, une sensibilité qui lui est propre, c'est-à-dire que, un cas de névralgie étant donné, il faudra administrer au sujet le métal qui, employé en plaque sur la peau, y aura excité la sensibilité, la myotilité, la circulation capillaire, et y aura augmenté la transpiration.

Dans les névralgies accidentelles, l'application externe suffit souvent pour apporter un soulagement très prompt.

Pour faire choix de l'action ou sensibilité métallique individuelle, on prendra des disques d'un demi décimètre carré en nombre suffisant pour recouvrir l'organe affecté, et on les appliquera dans l'ordre de leur fréquence d'action : le fer d'abord, puis le cuivre, le zinc, l'étain, l'or, le platine, l'argent.

Lorsqu'on aura trouvé l'aptitude métallique propre à l'individu, on continuera l'application de ce métal pendant 20 à 30 minutes, et la douleur cessera toujours;

mais si c'est le fait d'une affection chronique, on administrera à l'intérieur, à l'état de poudres métalliques, de sels, ou mieux d'une des eaux minérales qui contiennent des métaux, une dose d'autant moins forte qu'il aura fallu moins de temps et de surface métallique pour obtenir la sensibilité.

MAGNÉTISME

Nous ne croyons pas non plus devoir nous dispenser de dire ici quelques mots du magnétisme, trop peu appliqué aujourd'hui comme moyen curatif, et qui, pourtant, a maintes fois prouvé son efficacité.

On donne le nom de *magnétisme animal* à l'influence que les corps organisés exercent à distance l'un sur l'autre. Le moyen ou véhicule de cette action n'est point une substance qui puisse être pesée, mesurée ou condensée; c'est une force vitale dite fluide nerveux ou agent magnétique, que chaque organisation recèle et que tout être peut émettre.

Douée de propriétés éminemment curatives, cette force est susceptible d'une application raisonnée au traitement des maladies des dents, dans lesquelles les douleurs les plus violentes ont souvent cédé, presque instantanément, sous l'influence de cet agent appliqué méthodiquement.

Suivant Hahnemann, le magnétisme ne devrait être employé qu'à doses infinitésimales; il indique même comme traitement une ou deux passes pour arrêter ou atténuer certains progrès d'une maladie.

Si Hahnemann ne se trompait pas, le magnétisme serait bien plus simple qu'on ne se l'imagine, mais il n'a pas suffisamment observé les faits pour que sa théorie fasse foi.

Les faits de tous les jours, bien plus nombreux et plus péremptoires, prouvent qu'il faut une action plus ou moins longtemps soutenue, surtout quand les malades n'ont recours au magnétisme, comme cela arrive souvent, que lorsque toutes les autres ressources ont été vainement épuisées, et que les organes sont usés par un déplorable abus des remèdes.

En somme, on peut, par le magnétisme, guérir bien des maux, et en particulier les affections dont l'appareil nerveux est affecté. Les écrits des magnétiseurs ne tarissent pas sur ce chapitre.

Nous ne voulons pas en offrir le tableau pour ne point excéder le cadre que nous nous sommes tracé dans un livre aussi élémentaire que celui-ci.

CHAPITRE VII

SIGNES CARACTÉRISTIQUES DE CHAQUE MÉDICAMENT CONSIDÉRÉ ISOLÉMENT (1)

Aconitum, 12. L'aconitum est le remède *antiphlogistique* le plus puissant de l'homœopathie, c'est surtout aux personnes pléthoriques, d'un tempérament sanguin et bilieux, aux jeunes gens et aux jeunes filles d'un caractère vif et emporté, que cette substance convient le plus souvent.

On recommande ce remède dans les inflammations aiguës et dans les congestions sanguines. Il sera toujours indiqué au début d'un traitement s'il y a fièvre intense.

Dans les fièvres de dentition, il calme instantanément les douleurs et l'agitation.

Il est indiqué également chez les femmes pendant la menstruation, quand les règles sont trop prolongées.

Bien souvent des souffrances par suite d'un *refroidissement*, d'une *frayeur*, ou d'une *contrariété* avec gémis-

(1) Les dilutions sont indiquées par un chiffre placé vis-à-vis du nom de chaque médicament.

sement ou plainte, crainte de mourir, effroi, trouvent leur remède dans **l'aconitum**.

En général, ce médicament a beaucoup de symptômes caractéristiques qui lui sont communs avec **bella-dona**, **bryonia**, **chamomilla**, **coffea**, et **nux vomica**.

Arnica, 12. De même que **l'aconitum** est le premier remède antiphlogistique, **l'arnica** est le premier remède chirurgical de l'homœopathie.

Quelle que soit la *lésion mécanique* qui se présente, l'*arnica* appliquée au besoin, à l'extérieur et à l'intérieur, fera toujours disparaître l'inflammation et l'engorgement.

L'*aconitum* est recommandé contre les inflammations aiguës ; mais quand il y a hémorragie, il faut préférer l'*arnica*.

Il convient dans le mal de dents avec gonflement dur et tendu des joues, et contre le fourmillement dans les gencives.

Il convient encore dans le saignement du nez et de la bouche, dans le vomissement de sang, dans l'écoulement de sang par la matrice, en dehors de l'époque des règles.

Arsenicum, 30. C'est aux personnes d'une constitution lymphatique ; aux sujets scrofuleux ou épuisés ; à ceux qui ont la face bouffie, terreuse, décomposée, bleuâtre ou jaunâtre, que ce remède convient.

L'*arsenicum* doit être donné pour l'odontalgie de cause organique, dans les douleurs qui *portent au désespoir*, dans celles qui sont accompagnées de battements et de tiraillements dans les gencives. Ces douleurs sont plus intenses lorsqu'on se couche sur la joue malade ; le repos et le contact de l'air froid aggravent ces mêmes douleurs qui sont soulagées par la chaleur extérieure, mais augmentées par la chaleur du poêle.

Arsenicum est également indiqué dans les maux de dents nerveux avec disposition à grincer les dents ; dans l'atrophie des enfants scrofuleux, avec dartres, suppurations et escarres gangreneuses de la bouche et de l'arrière-gorge ; — dans les fièvres et douleurs intermittentes.

Cemédicament est particulièrement utile lorsque les douleurs causent un grand affaiblissement, surtout chez les enfants, et lorsqu'il y a chez eux un mouvement fébrile caractérisé par le froid des mains ou de l'extrémité des doigts ; dans les douleurs qui surviennent à la suite d'une fatigue corporelle comme après un grand épuisement, et dans les pertes de sang trop considérables survenant pendant la menstruation.

Belladona, 12. C'est surtout aux femmes et aux jeunes enfants d'une constitution sanguine et lymphatique, à l'humeur douce et tranquille, que convient ce remède.

Son action affecte spécialement le système nerveux, mais, sous son influence, le sanguin et le lymphatique sont puissamment modifiés ; il se recommande contre les indispositions des personnes prédisposées aux inflammations phlegmoneuses, ou à l'engorgement des glandes et ganglions.

Il est utile :

Dans l'odontalgie inflammatoire ;

Dans l'odontalgie tiraillante la nuit, laquelle est soulagée par l'eau froide et le repos ;

Dans la *névralgie de la figure*, quand la douleur occupe le voisinage de l'œil, qui est rouge et larmoyant;

Dans les mouvements convulsifs des muscles de la face;

Dans la difficulté d'ouvrir la bouche, avec mal de gorge et *gonflement des amygdales ;*

Dans les maux de tête avec pulsations des carotides ;

Dans les convulsions et crampes chez les enfants.

Ce remède s'applique spécialement aux enfants dont le cerveau est developpé, c'est-à-dire chez ceux qui ont la tête volumineuse.

Bryonia, 12. Ce remède est recommandé aux adultes dont la constitution est sèche, nerveuse, maigre, bilieuse; à ceux qui ont les cheveux et les yeux noirs, le teint basané.

Dans l'odontalgie avec sensation comme si les dents étaient trop longues. Ce mal s'aggrave en mangeant, par le mouvement, par l'attouchement; et il s'améliore par le repos, en tenant de l'eau froide dans la bouche et en aspirant.

On emploie également ce remède lorsque la maladie de la joue ou de la gencive est bien plus cause de la douleur que la dent elle-même.

On l'emploie encore dans l'hémorragie nasale lorsque les règles sont supprimées.

Bryonia sera souvent indiquée contre les suites fâcheuses d'un refroidissement et d'un effort corporel, dans les douleurs rhumatismales qui s'aggravent par le mouvement ; aussi a-t-il beaucoup d'analogie avec **nux vomica, aconitum, chamomilla**, médicaments qui, tous les trois, peuvent être considérés comme ses antidotes.

Calcarea, 30. Remède de fond, à longue action. Il convient particulièrement aux personnes ou aux enfants maladifs, faibles, épuisés, atrophiés, prédisposés aux scrofules, aux engorgements, ou suppurations des glandes et aux affections rachitiques ; il s'emploie également avec succès dans l'inflammation chronique des muqueuses et la faiblesse musculaire ; il a aussi une heureuse influence sur le développement de toutes les parties osseuses.

On l'emploie contre le mal de dents chez les femmes enceintes ; contre les douleurs dans les dents creuses, surtout autour des chicots ; et dans la sensibilité des gencives qui saignent facilement.

Ce médicament convient encore dans l'odontalgie excitée par un courant d'air et aggravée par le bruit; dans les ulcères fistuleux de la mâchoire inférieure ; contre la mauvaise odeur des dents et contre la sécheresse de la langue.

Il sera utile à l'époque de la menstruation, quand les règles seront trop hâtives et trop fortes.

Dans le traitement de la diathèse scrofuleuse, on alternera **calcarea** avec **sulphur**, en laissant quatre ou cinq jours d'intervalle, et en y joignant **silicea**, s'il y a nécrose des os ou trajets fistuleux quelconques.

Chamomilla, 12. Ce médicament s'adresse de préférence aux femmes, aux enfants, et aux sujets impressionnables.

Il se recommande particulièrement chez les enfants à l'époque de la dentition, surtout s'il y a diarrhée, crampes, accès de défaillance, et dans tous les cas où il y a *surexcitation du système nerveux*.

Chez les femmes avant les règles ou après avoir eu froid, étant en état de transpiration; dans le mal de tête par suite d'une transpiration supprimée.

Contre le mal de dents provoqué par les boissons chaudes ou le café. (Le froid et la chaleur ne peuvent être supportés, la chaleur du lit aggrave les douleurs. Le malade ne peut rien endurer ni préciser la dent qui est douloureuse.)

Contre le mal de dents accompagné de faiblesse, surtout dans l'articulation de la mâchoire inférieure.

Dans le mal avec fluxion, avec rougeur d'une joue et avec pâleur de l'autre.

Dans les douleurs pulsatives comme celles qu'on éprouve dans un abcès.

China, 12. Ce remède convient surtout aux personnes maigres et bilieuses, au teint jaune, terreux, au visage pâle, et aux yeux creux et cernés.

Contre l'odontalgie de cause organique ou congestive chez les mères qui nourrissent.

Ce médicament est indiqué lorsque les dents se couvrent d'une croûte noire, lorsque la douleur est *pulsative* et revient périodiquement à une heure déterminée. (Il y a aggravation la nuit, à l'air libre et sous l'influence d'un courant d'air. La chaleur extérieure soulage.)

China s'emploie dans les cas d'hémorragie par suite d'atonie des tissus ; de dyspepsie, venant de déperdition d'humeur, ou de fortes maladies aiguës ; et de diarrhées, par suite de faiblesse.

Dans les fièvres intermittentes, en l'alternant avec **arsenicum**.

Coffea, 12. Est utile dans l'exaltation de la force vitale ; dans la surexcitation du corps et de l'esprit, et dans les suites fâcheuses d'une joie excessive.

Il triomphe des douleurs les plus violentes, et s'emploie dans les névralgies, dans l'odontalgie avec agitation, angoisses, envie de pleurer; dans l'insomnie et l'agitation chez les enfants pendant la dentition, et lorsqu'il y a surexcitation chez les femmes en couches.

Mercurius, 12. C'est principalement aux sujets lymphatiques et pléthoriques, ainsi qu'aux personnes qui ont une grande disposition à se refroidir, à s'enrhumer et à transpirer facilement que **mercurius** convient.

Il est souvent très efficace chez les enfants, surtout lorsqu'ils éprouvent des tiraillements dans les dents creuses et dans celles qui les entourent. Ce médicament est utile dans le gonflement dur ou douloureux des gencives et des glandes de la mâchoire inférieure, ainsi que dans la salivation.

Dans la névralgie faciale, même avec fluxion ; dans la douleur pulsative qui s'étend jusque dans l'oreille et la tête et ne se dissipe que lorsqu'on s'endort ; dans la sensation d'ébranlement et dans l'ébranlement réel des dents ; dans le décollement des gencives avec douleur en mangeant.

Lorsque les gencives saignent facilement.

Dans l'haleine mauvaise, les aphtes, les angines, le scorbut.

Les symptômes s'améliorent à la chaleur.

Mercurius convient surtout aux douleurs d'origine syphilitique.

Nux vomica, 12. Ce médicament sera prescrit aux personnes d'un tempérament vif, colérique ou sanguin; aux constitutions bilieuses, sèches et maigres.

C'est un excellent remède contre le mal de dents chez les personnes qui boivent beaucoup de vin, de spiritueux et de café.

Contre les souffrances par suite de travaux intellectuels, de veilles prolongées et de vie sédentaire.

Contre les maux de dents chez les personnes atteintes *d'hémorroïdes*, de *constipation* et de *névralgie faciale.*

Contre les maux de tête par excès d'études, avec horreur du mouvement et du grand air.

Dans les affections scorbutiques de la bouche avec mauvaise odeur, ulcères fétides et inflammation de la bouche.

On donnera encore *nux vomica :*

Dans les vomissements des ivrognes et des femmes enceintes, ainsi que dans les crampes d'estomac.

Il est utile aussi chaque fois qu'il y a une hémorragie ayant pour cause la pléthore abdominale.

Il s'emploie surtout contre les affections périodiques, ou présentant un type intermittent, et lorsque les douleurs s'améliorent à la chaleur et s'aggravent à l'air froid.

On fait prendre de préférence ce médicament le soir, car dans la journée il trouble les digestions et ôte l'appétit.

Pulsatilla, 12. Se donne aux personnes d'un caractère doux, tranquille, timide, et pauvres de sang ; aux femmes et aux enfants d'un caractère mélancolique, sujets aux rêves ou à des pleurs qu'un rien fait couler.

Dans les maux de dents par suite de *retard* ou de *suppression dans les règles.*

Dans les douleurs vives et lancinantes des dents, n'occupant souvent qu'un seul côté et se propageant jusqu'au visage, à la tête et aux oreilles.

Dans le mal de dents *qui cesse complètement à l'air, mais qui reparaît et s'aggrave dès qu'on entre dans une chambre chauffée.*

Sulphur, 30. Il correspond à toutes les espèces de lésions chroniques, et est utile chez les personnes scrofuleuses, disposées à des éruptions, des dartres et des glandes engorgées.

Il est aussi utile chez les personnes faibles et épuisées avec teint maladif.

Sulph.: convient dans l'odontalgie goutteuse ou congestive.

Dans les cas de chronicité, dans les souffrances périodiques et intermittentes, dans l'ébranlement des dents et chez les enfants dans le retard de la dentition.

Silicea, 12. Ce médicament convient spécialement aux individus scrofuleux ou lymphatiques, prédisposés aux affections des os.

Il se donne contre les douleurs chroniques, qui portent aux joues et aux os de la face ; quand la racine des dents ou les gencives rendent une matière corrompue, et quand les os maxillaires sont engorgés ; il convient aussi dans les fistules, ulcères et indurations.

CHAPITRE VIII

MODE D'ADMINISTRATION DES MÉDICAMENTS (1)

On emploie en homœopathie quatre ordres de préparations pharmaceutiques : les *teintures*, les *dilutions*, les *triturations* et les *globules*.

Cette dernière forme est la plus commode.

Les globules se composent de petits grains de sucre et d'amidon qu'on imbibe avec quelques gouttes d'une dilution.

Les médicaments s'emploient de différentes manières ; mais les principales sont *l'état sec* et *l'état liquide.*

A l'état sec, on met deux ou trois globules sur la langue.

Il suffit d'un seul globule pour la dose d'un enfant.

Quant au remède, pour le réduire à l'état liquide, il suffit de mettre six à huit globules dans un verre d'eau,

(1) Celui qui voudra pratiquer ainsi l'homœopathie, devra se procurer une pharmacie portative, convenablement disposée. Quant au choix des médicaments, il doit être en rapport avec les indications du livre dont on se sert.

ordinairement de huit cuillerées à bouche, ou dans une bouteille neuve de même contenance.

Puis on agitera afin de faire un parfait mélange du médicament et de l'eau.

Le malade prendra une cuillerée de la solution matin et soir dans les maladies chroniques ; une cuillerée trois ou quatre fois par jour dans les affections aiguës (1).

On peut donner aux enfants les médicaments de la même manière, mais on les donnera par cuillerées à café.

Règle générale : on ne doit donner qu'un seul médicament à la fois ; et si, après en avoir pris une ou plusieurs doses, il se déclare une amélioration, quelque petite qu'elle soit, il faut le discontinuer ; mais aussitôt que l'amélioration cesse, on doit reprendre le même remède. Dans le cas où les symptômes auront subi une modification, il faudra choisir un médicament plus approprié au changement survenu.

Il ne faut pas perdre de vue que certains remèdes sont recommandés pour des symptômes directement opposés, et que cela se présente même souvent.

Pendant le traitement homœopathique on s'abstiendra de tout autre remède tant interne qu'externe ; on devra

(1) Habituellement on fait prendre les médicaments par la bouche ; cependant toutes les parties douées de sensibilité ont presque autant d'aptitude à ressentir l'action des médicaments. La même cause fait que ces dernières s'introduisent dans le corps par la surface des plaies avec presque autant de facilité que par la bouche.

Les injections *sous-cutanées*, avec la solution d'un médicament, produisent des effets très prompts et ne nécessitent qu'une dose bien inférieure à celle prescite.

Quelques gouttes dans une seringue de Pravaz, injectées dans le voisinage de la partie douloureuse, suffisent.

également s'abstenir de prendre du café, des spiritueux et toute choses acides. — On devra éviter de se servir de poudres et d'élixir dentifrices.

Et cela parce que les médicaments homœopathiques, étant à doses infinitésimales, peuvent être troublés ou anéantis par des substances qui ont sur eux une action antidotique.

HYGIÈNE DES DENTS

Les premiers soins à employer pour conserver les dents consistent à les tenir habituellement propres, et à éviter l'accumulation du tartre sur ces organes. Ceci est un point capital, et il est incontestable que bien des maux de dents, et la perte de ces organes, n'ont d'autre origine que la négligence et le défaut de soins.

Cependant le régime que l'on suit a une influence sur l'accumulation du tartre, laquelle varie suivant la nature des aliments. Ce tartre est abondant chez les habitants des villes, qui se nourrissent principalement de viande; il se tronve au contraire en petite quantité, chez les campagnards qui consomment surtout beaucoup de fruits et de légumes.

Pour conserver ses dents, on devra prendre l'habitude

de les brosser chaque matin, et de se rincer la bouche, après chaque repas, avec de l'eau pure ou additionnée d'un peu d'eau-de-vie.

Il faut aussi éviter de se servir de poudres et d'elixirs dentifrices, qui presque toujours sont nuisibles.

Cependant beaucoup de personnes ne peuvent garder leurs dents propres sans faire usage de quelque poudre dentifrice. Elles pourront se préparer une poudre inoffensive en brûlant du pain rassis, et en réduisant en poudre fine le charbon qui résulte de cette combustion. Il faut laver cette poudre afin de la débarrasser des matières salines qu'elle contient, puis la laisser sécher pour l'usage.

Un mélange de *sucre de lait* et de râpure d'*os de sèches* est également d'un bon emploi ; mais le moyen le plus facile et le plus agréable de se tenir les dents propres et d'en ôter le tartre, consiste à les frotter avec du *lait tourné*, et à se rincer ensuite la bouche avec de l'eau.

La *mauvaise haleine* a souvent pour cause les dents gâtées ou le manque de soins ; dans ce dernier cas, on fera bien de se servir de poudre de *magnésie* délayée dans de l'eau ; ce dentifrice est salutaire.

Lorsqu'une dent est creuse, ce sont les parcelles d'aliments qui séjournent dans sa cavité qui causent la fétidité de l'haleine. Le mieux est, dans ce cas, d'avoir recours à un dentiste qui, seul, peut faire convenablement l'obturation de cette dent et par cela obtenir sa conservation en évitant qu'elle ne devienne cause de douleur.

Si la mauvaise haleine provient d'une maladie des

gencives, des muqueuses de la bouche ou d'une affection de l'estomac, il sera urgent, dans ces cas, d'avoir recours aux médicaments homœopathiques.

Un mot seulement sur le remplacement des dents :

S'il est utile de les conserver, il est indispensable de les faire remplacer quand elles nous font défaut.

A part que cela est indispensable pour la propreté, il devient urgent chez les personnes âgées, pour faciliter la digestion, de triturer et de préparer les aliments. Cette trituration ne peut se faire sans les instruments nécessaires (les dents), qui seules sont capables de préparer les aliments pour remplir cette graude fonction.

C'est ici que l'art rend de véritables services ; la prothèse dentaire est incontestablement une des branches scientifiques les plus utiles, et c'est là le côté vraiment artistique de l'art du dentiste.

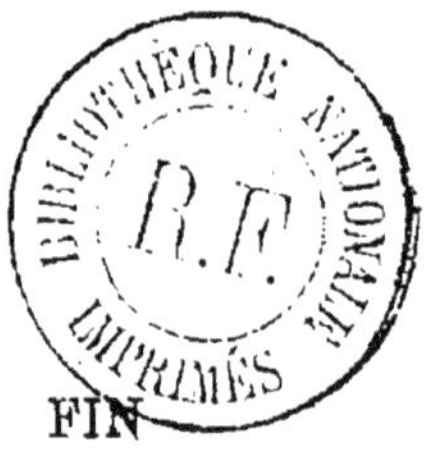

FIN

Le Mans. — Typ. Ed. Monnoyer. — 1879.

www.ingramcontent.com/pod-product-compliance
Ingram Content Group UK Ltd.
Pitfield, Milton Keynes, MK11 3LW, UK
UKHW012105240726
13965UKWH00004B/1564